'Te $\frac{7^3}{17}$

I0071154

TRACHÉOTOMIE

SUIVIE DE SUCCÈS.

TRACHÉOTOMIE
SUIVIE DE SUCCÈS.

RÉFLEXIONS

SUR LA CAUSE ORDINAIRE DE LA MORT

APRÈS CETTE OPÉRATION,

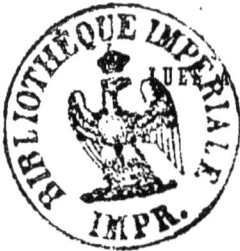

LA SOCIÉTÉ DE MÉDECINE DE BESANÇON,

LE 14 DÉCEMBRE 1853,

Par F. COUTENOT,

Docteur en Médecine, Membre de la Société de Médecine de Besançon, de la Société
d'Emulation du Doubs et de la Société de Médecine d'Indre-et-Loire.

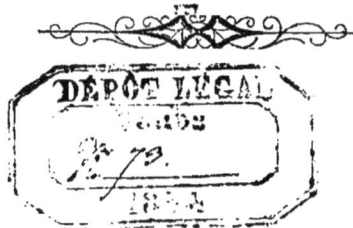

BESANÇON,
IMPRIMERIE ET LITHOGRAPHIE DE J. JACQUIN,
Grande-Rue, 14, à la Vieille-Intendance.

1854.

TRACHÉOTOMIE

SUIVIE DE SUCCÈS.

RÉFLEXIONS

sur la cause ordinaire de la mort après cette opération.

— ⚹ —

OBSERVATION.

Un enfant de trois ans, appartenant à la famille Gulot,
rue Battant, fut pris, le 25 septembre 1852, de rougeole,
maladie qui régnait épidémiquement dans ce quartier de
Besançon; ce petit malade, qui présentait auparavant les
signes de la plus belle santé, arriva vite à guérison et ne
conserva qu'une toux peu fréquente. Le 11 octobre, il eut
de la fièvre, puis de l'oppression anxieuse. Je ne fus appelé
à le voir que dans la soirée; il présentait alors l'état suivant :

Face vultueuse, transpiration générale, grande chaleur,
pouls petit et très fréquent, respiration accélérée avec dyspnée et angoisse, expiration sifflante, toux rare et rauque,
aphonie, déglutition impossible; les parents prétendent
qu'il a rendu par la toux des liquides où l'on remarquait
comme des peaux de lait. (4 *sangsues sur le larynx, puis
vomitif si la déglutition peut s'opérer.*)

Quoique les sangsues eussent coulé abondamment, il y
avait, à 3 heures de la nuit, une augmentation très grande
du mal. Aux angoisses, à l'agitation avait succédé un demi-
coma avec soubresauts; la face était pâle et livide, les lèvres
et les yeux cyanosés, la peau de tout le corps demi-froide,
humide, les extrémités se marbraient. Cet enfant, qui ne

voulait d'autre position que la station assise sur les bras de son père, se laisse coucher et conserve telle position qu'on lui communique; la respiration est inégale, entre-coupée, stertoreuse, l'expiration sifflante; l'aphonie per-siste; mais la déglutition est possible. Un vomitif puissant est introduit dans l'estomac, il n'est suivi d'aucun effet. La mort par asphyxie étant imminente, je proposai la trachéo-tomie comme ressource extrême; elle fut acceptée. Pendant que je courais chercher une canule, mes confrères MM. les Drs Chenevier et Bertrand, demandés pour me prêter aide, voulurent bien se rendre au même moment chez le petit malade.

A notre arrivée, l'œil est morne, la respiration silen-cieuse, le pouls imperceptible. Nous nous hâtons de prati-quer l'opération; la peau du cou est fendue perpendiculaire-ment à un pli transversal, l'incision se prolonge jusqu'au sternum; sous le tissu cellulo-graisseux se trouve une grosse veine, qui fut écartée avec une pince; la portion moyenne ou l'isthme du corps thyroïde, très développé, cou-vrait la trachée : je l'incisai; un mouvement d'élévation du larynx me présenta distinctement la trachée. Quoique le sang coulât avec force, j'y plongeai la pointe d'un bistouri, remplacée immédiatement par une sonde cannelée, qui me servit à agrandir l'ouverture. Des bulles d'air s'échappèrent du tube aérien, du sang s'y précipita; il en fut rejeté avec sifflement. Nous étant assurés des bords de l'ouverture avec des pinces, nous y plaçâmes une double canule de M. Trous-seau; la respiration commença. D'abord bruyante et rare, elle se régularisa ensuite insensiblement, et, au bout de 20 mi-nutes d'aspersions d'eau froide sur la face, de frictions sur tout le corps, de mouvements respiratoires artificiels, l'en-fant ouvrit les yeux, reprit connaissance; le pouls reparut, et la respiration s'opéra largement; ce pauvre enfant voulut pleurer, mais il n'y avait plus de voix. La canule rendit par la toux du sang, des mucosités bronchiques; mais nous ne vîmes le rejet d'aucune fausse membrane : l'état asphyxique était si prononcé que l'enfant ne fit aucun mouvement pendant l'opération, et qu'aucune main ne fut forcée de le contenir : la sensibilité avait déjà disparu.

Dans le cours de la même journée, la canule s'embarrassa plusieurs fois : elle fut écouvillonnée avec soin; cet embarras de la canule et les efforts de la toux donnèrent naissance néanmoins à un emphysème sous-cutané, d'abord sus-sternal, ensuite qui s'étendit sur toute la poitrine et toute la partie antérieure du cou; l'absence de dyspnée nous rassura sur son extension soit aux poumons, soit au médiastin; il y eut de la fièvre.

13 et 14 octobre. — La toux est fréquente; il y a de l'oppression; le petit opéré rejette des mucosités purulentes et quelquefois des fragments de ces mêmes mucosités desséchées; la déglutition est facile; l'emphysème s'est limité; mais la plaie est de mauvais aspect : elle est touchée avec le nitrate d'argent et pansée avec de la charpie sèche entourant la canule. Nous avons la précaution d'entretenir dans la chambre un vase d'eau maintenue en ébullition modérée, sur un fourneau de fonte, pour échauffer l'air et le charger d'humidité. L'enfant veut, du reste, soutenir devant le cou une cravate mouillée qui lui sert tant à la facilité de la respiration qu'à assurer le succès de la toux : particularité dont nous nous occuperons ultérieurement.

15. — L'enfant est gai, du moins il sourit et mange avec avidité quelques fraises que je lui présente; il n'a ni fièvre ni oppression; cependant la toux est fréquente, elle sert à rejeter par la canule un liquide purulent qui me semble tenir en grande partie de la suppuration de la plaie s'écoulant dans la trachée; la canule est retirée un instant et l'ouverture trachéale bouchée; l'enfant ne peut respirer; un râlement laryngien très obscur nous assure cependant que

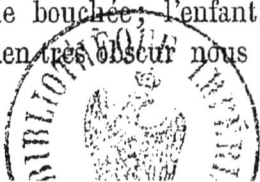

le calibre du tube n'est pas complétement effacé. La plaie, restant mauvaise, est cautérisée vigoureusement avec le crayon caustique.

16.—L'habitus extérieur du petit malade est très rassurant, la respiration est bonne; cependant elle ne peut encore s'opérer par le larynx. La plaie reste blafarde. (*Nouvelle cautérisation.*)

Du 16 au 21.—L'enfant respire facilement par la canule, il rend toujours par la toux des mucosités puriformes, il n'a ni fièvre ni oppression; malgré la présence de la canule, les parents assurent entendre quelque peu de voix. Je le constatai ensuite facilement par ses pleurs; je retire la canule, et la respiration s'opère par la voie naturelle, ainsi que par la plaie trachéenne, qui reste béante par suite de l'induration des tissus autour de l'ouverture.

26.—Le travail de cicatrisation a marché très vite; la plaie s'est remplie de bourgeons charnus de bonne consistance, et cela jusqu'au niveau de la peau; cependant un pertuis reste encore au milieu d'eux; par lui s'échappent encore dans la toux de l'air et des mucosités; l'enfant crie, prononce quelques paroles; son état général est très bon.

3 novembre.—La cicatrisation est achevée, les fonctions laryngiennes sont rétablies en totalité; la voix conserve toutefois un timbre qui lui était étranger.

28.—Ce timbre particulier avait disparu, l'enfant ne conservait de son mal que la trace de l'opération.

Une observation de trachéotomie dans un croup ou un pseudo-croup est encore digne aujourd'hui d'être proposée à la publicité. Dans la première de ces deux maladies, elle offre, il est vrai, beaucoup plus d'intérêt que dans les affections laryngo-trachéo-bronchiques, qui ne sont pas d'une nature spécifique. Celles-ci sont néanmoins des affections mortelles, et notre observation particulière montre assez à quelle extrémité le malade peut être conduit. J'ai donc appelé la maladie de mon petit opéré un pseudo-croup. Je n'ai pas eu à guérir un croup : le succès est si rare dans cette malheureuse affection des enfants, qu'à l'exemple de M. Rochoux, nous inclinons à penser que l'opération n'est utile qu'autant que la maladie s'est bornée au larynx, et que les succès qu'on en raconte ne doivent être rapportés, dans la pluralité des cas, qu'à des pseudo-croups.

Que l'on considère en effet les premiers essais de cette opération dans le croup, le véritable croup, observé par des praticiens dont personne ne pourra mettre en doute le talent de diagnostic, et l'on sera effrayé de ses résultats malheureux. Ce sera, par exemple, M. Amussat, qui opère 6 fois et qui compte 6 décès ; Baudeloque, 15 fois, et voit mourir ses 15 opérés. Blandin n'en sauve pas un sur 5. M. Gerdy cependant parvient à en guérir un sur le même nombre.

Ces résultats, qui appartiennent à l'année 1839, sont désespérants, et si M. Bretonnau, puis avec lui M. Trousseau, n'eussent continué de nouveaux et plus heureux essais (car eux aussi ont eu une statistique peu favorable en commençant), c'en était fait de l'application de ce remède extrême. M. Trousseau a beaucoup varié sur le temps de l'opération et sur les auxiliaires nécessaires à y joindre. Cette hésitation, qui s'est perpétuée dans tout le courant de ses années d'expérimentation, ressort nécessairement d'une crainte enfantée par des pertes nombreuses ; en effet, en 1843, 112 croups sont opérés, 27 succès seulement ; en 1843, le savant professeur opérait dès qu'il était certain de la formation pseudo-membraneuse ; de plus, il employait des topiques caustiques sur la membrane trachéo-laryngée. En 1852, il ne conseille l'opération que dans l'imminence de l'asphyxie et rejette sa méthode topique modificatrice des surfaces malades. Ses preuves sont 18 opérations et 8 succès.

Dans les quelques réflexions qui suivent, nous n'avons pas l'intention de juger l'opportunité de l'opération : le maître et l'élève, MM. Bretonnau et Trousseau, ont reçu cette année de l'académie de médecine un témoignage qui honore trop les protecteurs de la trachéotomie; ils ont trop contribué à la perfectionner en la simplifiant et en la mettant à la portée de tous les médecins, pour que la question ne soit pas jugée en sa faveur et compte pour des éclaircissements nouveaux sur les faits isolés de praticiens défavorablement placés pour observer et ensuite déduire.

Je me propose seulement, par ces quelques remarques, de fixer l'attention des opérateurs sur une cause de la mort inhérente à l'opération même de la bronchotomie; cause que je ne vois qu'à peine signalée, quoiqu'elle ait peut-être été à la connaissance de tous ceux qui ont ouvert le larynx ou la trachée pour une affection croupale. C'est dans un auteur anglais que j'ai trouvé notée pour la première fois cette cause de mort à la suite de la bronchotomie. William Cullen a publié, en 1828, dans *The Edimburg medic. and chirur. journal*, ses remarques et ses observations sur cette cause de mort, par lesquelles il prouverait une fois de plus que cette opération doit être considérée comme un *ultimum remedium*.

Cette cause funeste n'est autre que l'impossibilité d'expectorer, du moment où une ouverture du tube aérien, située au-dessous de la glotte, supprime les fonctions de ce dernier organe; le moyen chirurgical, introduit ainsi dans le traitement pour parer à une asphyxie imminente, engendre dans la pluralité des cas des phénomènes devenant insensiblement asphyxiques et entraînant la perte du malade, non plus d'une façon rapide, mais par une marche lente, laissant, il est vrai, le temps à la réflexion et à l'emploi de nouveaux remèdes, mais ne se terminant pas moins par une issue fatale.

On observe, après l'opération de la bronchotomie, que l'expectoration n'a plus lieu, et, quoique les malades rejettent souvent avec force soit des liquides, soit des mucosités trachéo-bronchiques, il est facile de voir que c'est par le mécanisme d'une simple exspuition, et même c'est dans cette circonstance surtout, qu'on peut faire l'étude différentielle de ces deux phénomènes respiratoires.

Analysant physiologiquement ces deux actes de la respiration, nous savons que, pour donner l'expectoration, il faut qu'il y ait toux. Or, la toux est ce phénomène qui consiste en une expiration grande et subite à la faveur de laquelle l'air est chassé avec force par la bouche ouverte et avec un bruit particulier, résultat du passage de l'air par la glotte préliminairement rétrécie pour donner plus de rapidité au fluide. Le concours de la glotte est nécessaire à la production de la toux. L'inspiration est d'abord longue et profonde; la glotte, largement ouverte, reste alors inactive, tandis que toutes les puissances musculaires s'unissent pour opérer une dilatation de la poitrine. L'inspiration achevée, c'est alors que commence l'office de la glotte; tous les muscles préposés à son service se contractent pour en opérer le resserrement, et ce resserrement est d'autant plus énergique que la dilatation pulmonaire est plus exagérée, et que les puissances musculaires et expiratrices, mises immédiatement et simultanément en action, produisent une expiration plus brusque et plus bruyante.

On ne peut mieux comparer ce phénomène physiologique qu'au fusil ou pistolet à vent. La crosse et la pompe foulante de cet instrument de physique représentent la cavité pectorale et les puissances de dilatation du poumon; la compression et l'élasticité de l'air représentent les forces expiratrices; la glotte rappelle assez exactement la soupape à détente. Pour opérer une décharge, il faut nécessairement que la soupape, fermée, s'ouvre brusquement, cédant à la violence *à tergo* du fluide comprimé. Pour la production de la toux, il faut une accumulation d'air (inspiration), une compression de l'air (action des muscles expirateurs), une occlusion de l'orifice (resserrement de la glotte). Ces trois phénomènes, dont l'un initial, les deux autres simultanés, préparent l'acte terminal et caractéristique de la toux : l'expiration brusque. C'est cette expiration brusque qui engendre la puissance de projection dans le phénomène de la toux, comme dans le fait physique du fusil à vent.

La toux peut être simple, c'est-à-dire formée d'une seule expiration brusque, mais c'est le cas le plus rare; elle se compose d'ordinaire d'une série de secousses plus ou moins rapprochées et dont l'intensité dérive de l'effort nécessaire à l'expulsion du produit à expectorer. Ces secousses ou cette répétition de l'acte simple ont aussi pour but de détacher des produits adhérents, visqueux, etc., de les accumuler ou mieux les conglomérer, et c'est sur une masse plus résistante que s'imprime l'effort d'expulsion. Ainsi, les caractères de la toux se résument en : inspiration profonde, expirations brusques et répétées.

L'exspuition est, au contraire, un phénomène différent de la toux, en ce sens qu'il ne saurait ni détacher, ni accumuler des produits d'expectoration, et que s'il peut rejeter de la poitrine des corps devenus étrangers, il le fait par un mécanisme et avec un succès bien inférieurs à ceux de la toux.

Lorsque l'arbre bronchique communique au dehors par une ouverture nécessairement sous-glottique, et qu'un besoin d'expectorer se manifeste, l'inspiration profonde s'opère, et immédiatement après l'expiration quelque peu prolongée, quoique la plus prompte possible, mais non brusque et saccadée. Le phénomène de l'effort n'a pas lieu; la glotte ne s'étant pas contractée, il n'y a donc pas eu accumulation de gaz, il n'y a pas eu compression de ce gaz, et l'air s'est échappé de la poitrine par l'exspuition, de la même manière qu'il s'échappe d'une vessie restée ouverte et dont on comprime les parois avec les mains. C'est donc une fuite d'air (air chassé), et non une force d'air (air comprimé).

L'étude de ce qui précède m'a été suggérée par ce que j'observai sur mon petit malade lors de ses tentatives de toux. Le pus qui coulait de la plaie dans la trachée, et s'y mêlait à des mucosités, nécessitait un effort de toux qui, se réduisant à une simple exspuition, ne remplissait que très imparfaitement le besoin qu'il éprouvait d'être débarrassé des matières gênant à la respiration.

Il précipitait ses expirations, et, se fatiguant en efforts infructueux, il en marquait son désespoir par des pleurs et des impatiences. Le surlendemain de l'opération, il était arrivé à faciliter son expectoration, et cela par un moyen bien singulier : après avoir fait l'inspiration profonde, il saisissait avec rapidité et de toutes ses forces le premier linge qui se trouvait sous sa main, et l'appliquait fortement sur l'ouverture trachéenne en pressant sur les côtés de la canule. Il parvenait ainsi à agglomérer quelque peu, et ensuite à rejeter plus en masse. Nous ne comprîmes pas d'abord ses intentions, et pendant les premiers jours nous rapportâmes cette pratique instinctive à l'idée de soutenir la canule ou de dérober son cou à nos regards et à nos pansements ; l'un de nous crut reconnaître dans ce mouvement l'indice d'une douleur locale. Cependant le père, observant jour et nuit avec beaucoup de soin, avait remarqué que l'enfant ne cessait d'employer ce moyen pour expectorer avec quelque facilité ; qu'il ne donnait jamais un signe de douleur dans les efforts même les plus violents ; ayant observé, en outre, que cette expectoration se faisait avec plus de facilité dans la double canule que dans la canule simple, d'un plus large calibre, il ne douta plus que cette occlusion instinctive de l'ouverture ne facilitât puissamment chez son enfant l'expulsion des matières bronchiques. Nous observâmes avec soin les deux modes d'expectoration avec ou sans le linge obturateur, et nous fûmes convaincus qu'il arrivait à un résultat plus satisfaisant par le procédé de son invention, par lequel il donnait des crachats agglomérés; l'exspuition seule, tout en le fatiguant davantage, ne fournissant qu'un rejet en pluie.

Cette remarque nous frappa d'étonnement ; nous ne pouvions penser qu'un enfant de cet âge eût l'intelligence d'obéir continuellement à un instinct de ce genre ; mais il faut savoir que la nature traduit plus volontiers ses tendances médicatrices à cet âge tendre qu'à celui où elle se trouve contrariée par les actes réfléchis qui détruisent sa spontanéité.

Le croup est l'affection laryngienne où une expectoration libre et abondante est presque le seul espoir de salut. La production pseudo-membraneuse, étalée sur la membrane trachéo-bronchique, est le caractère de la maladie ; et quand cette production morbide manque, on doit regarder l'affection morbide comme une simple inflammation muqueuse et non comme une maladie spécifique.

Les fausses membranes peuvent exister dans le larynx seul, les parois du pharynx et l'isthme du gosier. Dans ce cas, qui est le plus rare, quoique souvent plus dangereux, la bronchotomie est d'une ressource plus certaine; mais le plus fréquemment la trachée-artère et les bronches sont envahies de haut en bas, de proche en proche, à la manière de l'érysipèle. L'opération ne devient plus alors qu'un secours extemporané, la guérison ne se prononçant qu'avec l'expulsion des fragments pseudo-membraneux. L'on conçoit alors combien devient difficile le rejet de la concrétion pelliculeuse, privée du secours du phénomène de l'effort, comme nous venons de le démontrer par des raisons physiologiques.

Nous avons vu dans le commencement de cet article

quelles ont été les dissidences des plus grands praticiens, et
même la diversité de leurs opinions aux différents temps
de leur pratique sur la détermination précise de l'époque
où doit être pratiquée l'opération, à ce point que cette question peut être regardée comme abandonnée au discernement,
au tact ou à l'expérience de chaque médecin en particulier.
Voilà la preuve qu'il survit à l'opération une somme d'accidents que n'a pu conjurer l'ouverture du tube aérien. Ces
accidents sont rapportés par le plus grand nombre au déve-
loppement d'une inflammation aiguë des bronches et du pa-
renchyme pulmonaire, dépendante de l'opération ; d'autres
en trouvent la cause dans les qualités nuisibles de l'air qui
alimente la respiration tant que celle-ci se fait par la canule.
Ils ne sont occasionnés, suivant nous, que par le défaut ou
l'insuffisance de l'expectoration ; ce qui nous fait penser avec
M. Barrier qu'il ne convient pas d'opérer quand on a lieu de
croire que les bronches sont envahies dans une certaine éten-
due par des concrétions membraniformes ; nous rapprochant
tous deux sur ce point, quoique restant dissidents sur la
cause de ces accidents consécutifs.

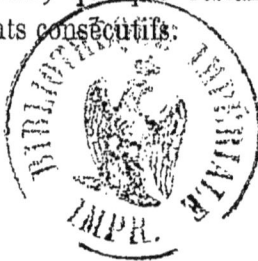

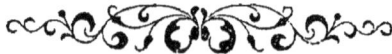